ÉTUDE

SUR LA

CONGESTION PULMONAIRE ALCOOLIQUE

PAR

Jean-Paul MOUNET

DOCTEUR EN MÉDECINE DE LA FACULTÉ DE PARIS.

> Je donne peu !...
> Mais j'ai conscience d'avoir beaucoup reçu.

PARIS

A. COTILLON & Cie, ÉDITEURS,

Libraires du Conseil d'Etat

24, RUE SOUFFLOT, 24.

—

1880

ÉTUDE

SUR LA

CONGESTION PULMONAIRE ALCOOLIQUE

ÉTUDE

SUR LA

CONGESTION PULMONAIRE ALCOOLIQUE

PAR

Jean-Paul MOUNET

DOCTEUR EN MÉDECINE DE LA FACULTÉ DE PARIS.

Je donne peu!...
Mais j'ai conscience d'avoir beaucoup reçu.

PARIS

A. COTILLON & Cie, ÉDITEURS,

Libraires du Conseil d'État

24, RUE SOUFFLOT, 24.

1880

DE LA

CONGESTION PULMONAIRE ALCOOLIQUE

Nous n'avons d'autre but dans ce travail que de rassembler quelques observations de congestion pulmonaire *active* survenue chez des alcooliques et de comparer entre eux les faits importants consignés dans ces observations au point de vue du diagnostic et du pronostic de la maladie.

Il y a longtemps sans doute que la congestion pulmonaire a été décrite comme une affection inflammatoire et d'autre part il est aussi incontestable que nombre de médecins ont attribué cette affection à l'influence de l'alcoolisme. On trouve en effet dans Dionis, dans Morgagni, dans Lancisi, quelques observations assez démonstratives à cet égard; et, pour ne rappeler que les principaux travaux publiés sur ce sujet. nous invoquerons les témoignages de Louis, Ollivier d'Angers, et Lebert qui renferment un certain nombre de faits relatifs à des cas de mort brusquement survenue chez des individus indubitablement entachés d'alcoolisme. Mais il serait inutile de reproduire ici les observations de ces auteurs qui ont été déjà commentées dans plusieurs thèses ou mémoires consacrés à l'étude de la congestion aiguë du poumon ; et, en outre, comme les lésions mentionnées à ce propos, présentent sous le rapport de leur étendue et de leur gravité des caractères beaucoup plus tranchés que celles dont nous nous proposons de parler, il nous a paru inutile de reproduire à nouveau ces faits qui ne constitueraient pas des termes de comparaison indispensables.

La congestion pulmonaire, telle que nous voulons l'envisager, est cette maladie fébrile que M. Bourgeois, à l'instigation de M. Woillez, a décrite avec détails dans sa thèse inaugurale en 1870, c'est-à-dire quelque chose d'analogue à ce qu'on pourrait appeler la pneumonie abortive, et nous pensons qu'il n'est pas indifférent de retracer en quelques mots le type commun de cette forme morbide.

C'est un sujet adulte qui est le plus ordinairement frappé, homme ou femme, dans la force de l'âge. Sous l'influence d'une cause déterminante, quelquefois assez difficile à préciser. Un frisson assez violent se déclare, accompagné de céphalalgie et suivi bientôt d'une grande lassitude. La fièvre s'allume avec une intensité assez vive, et le malade éprouve une douleur thoracique, un point de côté dont la localisation varie, fait qui déjà s'écarte un peu des habitudes de la pneumonie, dans laquelle le point de côté est généralement mamelonnaire. Cette fièvre se complique de dyspnée, d'oppression, de toux. Mais, et voici encore un caractère morbide propre à différencier cette maladie de la pneumonie franche, l'expectoration n'offre que les attributs d'une expectoration purement bronchique. Elle n'est pas pénible, elle ne s'accompagne pas des grandes quintes qui précèdent l'expulsion des crachats rouillés, et enfin ces crachats eux-mêmes n'ont ni la consistance, ni la coloration des crachats de la pneumonie fibrineuse.

Il s'agit donc d'une fièvre avec processus inflammatoire au poumon, mais se différenciant dès le commencement du processus pneumonique vulgaire par quelques nuances assez délicates. D'ailleurs, il peut arriver fréquemment que le point de côté lui-même fasse complètement défaut et que le malade n'éprouve qu'une certaine lassitude, qu'une douleur vague à la base de la poitrine, affectant parfois la localisation transversale de la douleur en ceinture.

Au bout d'un jour ou deux, lorsque le malade tourmenté par la fièvre, se décide à réclamer les soins d'un médecin, voici les symptômes qu'il présente : le plus souvent cette fièvre est de moyenne intensité ; il est rare qu'elle ait l'acuité de la fièvre pneumonique. Mais il ne faut pas s'en rapporter uniquement au processus fébrile, car il peut se faire à la rigueur que pendant ces deux ou trois premiers jours la température soit relativement élevée; elle atteint dans certains cas 39°,5, et beaucoup de pneumonies franches ne dépassent pas ce chiffre.

L'état saburral qui accompagne si fréquemment la fluxion de poitrine fait presque constamment défaut dans la congestion pulmonaire, et tout le temps que dure la maladie, la langue reste propre et humide. Mais c'est surtout aux signes plessimétriques et sthétoscopiques qu'il faut s'adresser, pour reconnaître quelques différences entre cette maladie qui déjà est presque terminée, alors qu'une pneumonie vulgaire n'en serait encore qu'à ses débuts.

Dans la région où la congestion s'est produite on perçoit à la percussion un certain degré de submatité; en cela d'ailleurs, il n'y a rien qui soit caractéristique de la congestion pulmonaire, la pneumonie pouvant donner lieu à un signe identique; mais tandis que dans cette dernière affection, la submatité s'arrête assez brusquement à la limite du foyer pneumonique, dans la congestion aiguë simple, la transition est insensible entre le centre de la région malade et tout le reste de la surface thoracique. Quant à l'auscultation elle donne des renseignements encore plus précieux. Le deuxième ou le troisième jour, on entend des râles crépitants fins absolument identiques à ceux qui caractérisent le début de la pneumonie vulgaire ; le siège d'intensité maximum de ce bruit morbide, coïncide exactement avec la région de matité. Tout autour de ce foyer, se font entendre également des râles sonores sibilants et ronflants qui dénotent l'envahissement de bronches d'un certain calibre ; mais, chose remarquable, et d'une grande importance dans l'espèce, le souffle tubaire n'existe jamais ou presque jamais; et s'il existe par hasard, il ne dure jamais plus d'un iour ou deux au maximum.

Rien que ce fait, suffit à démontrer que si la congestion pulmonaire fébrile n'est pas une pneumonie abortive, elle se différencie anatomiquement du processus de la pneumonie franche, par l'absence de la cause mécanique qui donne lieu au souffle tubaire.

Or, ce qui produit le souffle tubaire, c'est l'hépatisation, et comme dans la maladie que nous étudions, le souffle tubaire n'existe jamais ou presque jamais, on peut dire que le processus anatomique qui la caractérise n'aboutit pas souvent à l'hépatisation, c'est-à-dire à ce qui caractérise anatomiquement la pneumonie confirmée.

La congestion pulmonaire donc, malgré le frisson initial, malgré la céphalalgie, malgré le point de côté, malgré le râle crépitant, reste au point de vue de la lésion, ce qu'elle est au point de vue clinique, une pneumonie qui s'arrête au seuil de l'hépatisation.

D'ailleurs, ce qui fait que la pneumonie est une maladie complètement à part dans le domaine des phlegmasies, c'est qu'elle a une évolution cyclique, c'est qu'elle a une durée moyenne que les phlegmasies proprement dites n'ont pas; c'est enfin qu'elle a dans sa marche anatomo-pathologique et dans sa destinée clinique, une conduite à peu près invariable. La congestion pulmonaire ne représente donc, dans ses rapports avec la pneumonie, que ce qu'il y a de vulgaire dans la pneumonie, à savoir la congestion de la première période.

Nous ne jugeons pas indispensable de nous étendre plus longuement sur ces considérations qui nous ont été suggérées par l'enseignement des maîtres actuels de l'École.

Ce que nous avons dit jusqu'à présent, nous a paru nécessaire et suffisant, pour établir la différence de la pneumonie et de la congestion pulmonaire aiguë dont nous allons rapporter quelques observations. D'ailleurs, ce n'est pas l'étiologie, qui pourrait donner la clef des relations que la pneumonie et la congestion peuvent avoir entre elles. Ainsi que le dit Grisolle : « La cause déterminante d'une pneumonie n'est pas toujours facile à trouver » ; et si les raisons qui font qu'on a une pneumonie, sont les mêmes que celles qui président à l'éclosion d'une congestion pure et simple, n'y aurait-il pas là un motif de plus pour admettre que la congestion aiguë du poumon n'est le plus souvent qu'une pneumonie avortée.

Voici, au demeurant, trois observations propres à démontrer que durant les premiers jours de la maladie le diagnostic est impossible à porter, et que la brusque interruption du cycle pneumonique, au moment où l'hépatisation serait sur le point de se produire, pourrait seule permettre de se prononcer rétrospectivement sur la nature de l'affection.

Observation I (Bourgeois).

Congestion pulmonaire simple.

Jacques (Joseph), 34 ans, homme de peine, entré dans la salle Saint-Landry, n° 34, le 23 août.

Le 20, il avait éprouvé tout à coup de la courbature et des frissons ; il crut devoir prendre un bain, et le point de côté survint à droite.

A son entrée, douleur vive exaspérée par les inspirations, fièvre assez vive, 104 pulsations, température 38°,1, langue saburrale, pas d'expectoration.

Signes physiques. — Légère matité en arrière et du côté droit, respiration faible en avant et à droite sous la clavicule ; du même côté en arrière on entend au sommet, expiration prolongée et plus bas une respiration puérile.

Le 24, on prescrit 6 ventouses scarifiées, un ipéca.

Le soulagement est très marqué le lendemain ; la température descend à 37°.

Le 26, le malade se dit guéri, et, en effet, on ne constate plus aucun signe de congestion dans la poitrine.

Exeat, le 27 août.

OBSERVATION II (Bourgeois).

Congestion simple.

Didelot (Catherine), 44 ans, femme de ménage, entrée le 15 février à la salle Sainte-Mathilde, n° 24.

Habituellement bien portante, la malade raconte qu'au mois de novembre dernier, elle a été atteinte d'une maladie analogue à celle qui l'amène aujourd'hui à l'hôpital, c'est-à-dire toux avec point de côté.

Le début remonte au dimanche 7 février, c'est-à-dire huit jours avant l'entrée ; oppression légère, toux, point de côté très douloureux occupant le côté droit de la poitrine, contournant le sein, et s'irradiant vers la région dorsale — Expectoration de crachats salivaires sans caractère.

Le soir de son admission, poitrine sonore avec un peu d'exagération de son de tout le côté droit de la poitrine, sous la clavicule droite et à la base en arrière.

Auscultation. — Expiration prolongée sous la clavicule droite. En arrière, respiration faible entremêlée de râles sonores, ronflants et sibilants.

Le 16 au matin, peu de fièvre, p. 92. Respiration un peu gênée, mêmes signes que la veille, par la percussion et l'auscultation de la poitrine. — Temp. 37°.

Traitement. — Ipéca 1 gr. 50 ; tartre stibié, 0,05 centigr.; 6 ventouses scarifiées. Le soir, après l'effet du vomitif, grande amélioration, pouls calme, 84. Respiration vésiculaire, 20 par minute; le point de côté a disparu ; il n'y a plus de râles sonores en arrière. Température, 36°, 8.

Le 17 au matin tout a disparu il reste un peu de faiblesse, du bruit respiratoire sans râles.

Exeat. — Guérie le 22 février.

Observation III (Bourgeois).

Congestion pulmonaire simple.

Buttet (Constant) 21 ans, sommelier, entré le 25 mai, salle Saint-Michel, n° 7.

Cet homme, d'une robuste constitution, et qui n'a jamais été malade, paraît avoir eu une varioloïde il y a trois semaines. Il est allé, dit-il, à l'hopital Beaujon pour une éruption ; a été transféré à l'annexe de la Charité, rue de Sèvres. Sorti samedi dernier, c'est-à-dire le 21 mai, ayant encore un peu de mal de tête, de courbature et sans appétit. Il se remet un peu au travail.

Le 23 mai, travaillant à la cave, il a eu des frissons, puis de la fièvre, de la céphalalgie, toux sans expectoration. Pas de point de côté, dit il, mais une douleur à la base de la poitrine du côté gauche qui le gêne considérablement pour tousser et se mouvoir. Courbature, tous les muscles sont douloureux au toucher, surtout dans la région du rachis et des lombes. — N'était cette varioloïde, qui est d'ailleurs douteuse, on diagnostiquerait une variole au début.

Le 25, à l'entrée, oppression très grande; 40 respirations ; pouls 100, température 40 (peut-être un peu moins, 39°,8). Anxiété très vive, surtout quand il se met sur son séant : alors il ne peut faire ses inspirations complètes, sans être pris d'une petite toux sèche, incessante, très pénible : il montre son côté gauche; il dit n'avoir pas encore expectoré ; du reste le crachoir est vide.

La percussion ne révèle aucun changement dans la sonorité de la poitrine, pas même à la base en arrière.

Auscultation. — Dans tout le poumon droit une expiration prolongée indiquant que l'air pénètre difficilement dans la poitrine. Respiration puérile. A la base du poumon gauche, en arrière, souffle très doux et obscur, quelques bulles, fort douteuses, de râle crépitant, pas à toutes les inspirations. Rien d'ailleurs dans le même poumon.

Le 25. Mêmes signes. En raison de la douleur très vive au niveau des attaches du diaphragme, de cette espèce de hoquet entrecoupé, on se demande si l'on n'a pas à faire à une pleurésie diaphragmatique.

En conséquence, vésicatoire en ceinture.

Le soir, même état, il y a dans le crachoir deux ou trois crachats un peu jaunâtres, mais non visqueux. Pas la moindre fièvre, 76 pulsations, respiration plus facile, température, 37°,8.

Le 27. Pas de fièvre ; p. 76. Pas d'expectoration. — Respiration faible, encore un peu de souffle expiratoire à la base gauche. A cause de l'état saburral qui persiste, on administre un vomitif.

Le soir, amélioration considérable, température 37°, 1.

Le 28. Etat tout à fait normal, l'appétit n'est pas encore complètement revenu ; mais la respiration est bonne ; le pouls et la température sont tout à fait normaux.

Il est désigné pour Vincennes le 8 juin.

Les trois observations qui précèdent concordent bien avec tout ce que l'on sait du début de la pneumonie.

Elles sont parfaitement en rapport avec les descriptions qu'on a données de la pneumonie abortive. En effet, leur étiologie, leur mode de début, leurs symptômes généraux et leurs signes physiques, sont tout à fait ceux qui caractérisent toute pneumonie de la première période. — Mais nous n'attribuons pas, ainsi que le fait l'auteur, une grande importance à la médication mise en œuvre.

Quoi qu'on eût fait, la maladie se serait terminée

favorablement, parce que telle était son évolution régulière et que sauf des complications toutes spéciales, la fin normale de la fluxion de poitrine est la guérison.

C'est une de ces complications auxquelles nous faisons allusion, que nous voulons ici mettre en relief; à savoir l'explosion d'accidents nerveux provoqués par l'intoxitation alcoolique.

L'observation qui va suivre est relative à un homme que nous avons observé en 1878 à l'hôpital Beaujon dans le service de M. le docteur Millard. Notre excellent ami M. le docteur Brissaud alors interne dans ce service, a bien voulu nous communiquer *in extenso* la relation de ce fait intéressant auquel nous n'aurons plus à ajouter nous-même que quelques mots de réflexion.

Observation IV.

Congestion pulmonaire alcoolique.

Huitième récidive; délire professionnel. — Guérison.

Le nommé Legendre Charles, charretier âgé de 60 ans, entré à l'hopital Beaujon le 13 juin 1878, salle Beaujon n° 13, service de M. le docteur Millard.

Cet homme est un grand vieillard de forte constitution, puissamment musclé, à la face rubiconde;

il présente une agitation assez vive, il parle avec véhemence et à une certaine peine à se tenir debout. Il raconte avec beaucoup de précision qu'il a eu déjà sept fluxions de poitrine très graves soit à gauche soit à droite. Cette fois-ci, il est malade depuis quatre jours et il indique très nettement le mode de début de l'affection qui le conduit à l'hôpital. C'est à la fin d'une journée de travail, qu'il a été pris subitement de fièvre avec céphalalgie. Il n'a pas éprouvé de point de côté, n'a pas eu de vomissements, ni d'expectoration, et actuellement, voici dans quel état il se trouve (14 juin).

La fièvre est peu intense, le pouls est régulier et d'une fréquence modérée (80 à 85) ; la température est de 37°,8. Il ne souffre plus de la tête ; son sommeil, dit-il, n'est pas agité ; et quoiqu'il n'éprouve pas un vif appétit, il affirme qu'il mangerait cependant avec plaisir.

L'état général est donc relativement satisfaisant ; mais cet homme ressent une douleur en ceinture, très-vive quoique non localisée, et que, ni la pression digitale, ni les mouvements spontanés n'exaspèrent. Il tousse très-modérément, ne crache pas du tout, et sa langue est nette et humide.

Les signes plessimétriques et sthétoscopiques sont les suivants : sonorité normale partout sur toute l'étendue du thorax, sauf en un point circonscrit, ayant à peu près les dimensions de la surface palmaire, immédiatement en dessous de l'aisselle droite où l'on constate une matité franche. Quant à l'ausultation, elle ne fournit également que des renseignements fort restreints. Le murmure vésiculaire se fait entendre clairement en avant et en arrière, sauf dans la région de la matité. A ce niveau, on perçoit des râles crépitants fins, et rien autre chose (pas le moindre souffle).

Les fonctions digestives s'exécutent avec régularité; le malade va chaque jour à la garde-robe, sans diarrhée ; il n'a pas d'ictère et il n'en a pas eu au cours de ses maladies précédentes. Pour compléter ces renseignements, disons encore que cet homme a des artères très-sinueuses et très-dures, véritablement ossifiées.

Interrogé au point de vue de l'alcoolisme, il répond avec franchise qu'il boit beaucoup et que la boisson dont il use et abuse est le vin.

Quant à savoir, même approximativement, la quantité de vin qu'il absorbe quotidiennement, cela est impossible, car on ne peut tirer de lui que cette réponse : « Je n'en sais rien moi-même; je bois beaucoup et cela doit vous suffire. »

En raison de la faible étendue de la lésion, M. Millard ne croit pas nécessaire d'appliquer un vésicatoire, *loco dolenti*, et se borne à prescrire une potion de Todd.

Température axillaire le 14 au soir, 37°,8.

Le 15 juin, à la visite du matin, le malade est excessivement animé; il parle avec véhémence, prétend qu'il est guéri, s'agite dans son lit, fait mine de vouloir se lever et réclame à grands cris son exeat. Il affirme d'ailleurs que la douleur en ceinture dont il souffrait beaucoup hier matin a maintenant complètement disparu. Effectivement, la fièvre semble tout à fait tombée, les pulsations ne dépassent pas le chiffre normal et la température n'est même que 36°,6. La langue est aussi tout à fait propre et humide. Mais la percussion et l'auscultaton indiquent avec autant de précision que la veille, que le foyer ne s'est nullement modifié; dans la même région et dans la même étendue se fait entendre un râle crépitant fin sans la plus légère trace de souffle. Comme il n'y a pas eu de garde-robe depuis avant-hier, on prescrit 30 grammes d'huile de ricin; on continue l'emploi de la potion de Todd et l'on ajoute à la prescription. un julep gommeux renfermant 15 centigrammes d'extrait thébaïque.

Dans la journée, l'agitation ne cesse de faire des progrès. Loquacité incessante; mais pas de délire franc, et les mouvements continuels du malade empêchent de prendre la température vespérale.

Le 16 juin, c'est-à-dire six jours après le début de la maladie, le délire se déclare avec une intensité formidable, et ce délire est continuel, sans la moindre rémission. Le malade invective des personnes imaginaires, jure et semble aux prises avec des difficultés de métier, crie à ses chevaux : hue! dia!... et se livre à des mouvements si violents, qu'on est obligé de le camisoler. Par moments aussi, il demande à boire comme s'il était au cabaret, réclame impérieusement des canons et des chopines. Enfin il jette le trouble dans toute la salle, à tel point qu'on décide que si son état persiste, on l'évacuera sur l'asile de Sainte-Anne.

Cette agitation incessante rend tout examen presque impossible. On ne peut prendre la température ni le matin ni le soir; l'auscultation ne donne aucun résultat. On prescrit encore un lavement purgatif, et l'on élève de 15 à 25 centigrammes la dose d'extrait thébaïque.

Cet état dure toute la journée et ne fait même qu'empirer jusqu'à huit heures du soir, mais il semble qu'à mesure que le malade devient de plus en plus violent, il recouvre aussi peu à peu la connaissance de lui-même, et il supplie, et il menace tour à tour, pour qu'on lui ôte la camisole. Enfin on cède à ses désirs vers neuf heures du soir, et à partir de ce moment il s'assoupit tout à coup et s'endort d'un profond sommeil.

Le 17 juin, au matin, la température n'est que de 37°. La langue est sèche et la soif est très vive; le délire a complètement cessé, le malade répond très-sensément à toutes les questions, dit qu'il ne se rappelle presque rien de ce qui s'est passé la veille, et tâche de persuader que cela ne se serait pas passé, si l'on ne l'avait pas camisolé. Il a eu hier une garde-robe involontaire et demande à boire et à manger. L'auscultation démontre que depuis deux jours le foyer s'est favorablement modifié. Les râles crépitants ont fait place à des râles sous-crépitants, fins; mais on n'entend toujours pas le moindre souffle, et, chose remarquable, la démarcation est on ne peut plus tranchée entre ces bruits morbides localisés dans la région sous-axillaire, et le bruit respiratoire normal, qu'on entend avec la plus grande netteté dans tout le reste de la poitrine. Pas la moindre expectoration; absence complète de douleurs; tranquillité parfaite, d'autant plus saisissante, qu'elle a succédé instantanément à un délire des plus violents.

Le soir, température axillaire : 37°, 3; le malade prend avec appétit quelques potages.

Le 18 juin, huitième jour de la maladie, état général excellent; langue propre, absence absolue de fièvre. — La matité sous-axillaire a fait place à une submatité à peine appréciable. — Le retour de la respiration normale s'effectue avec une grande rapidité. On entend à l'auscultation le murmure vésiculaire, comme par dessous les râles sous-crépitants, qui semblent devenir de plus en plus superficiels. On prescrit au malade une demie portion d'aliments.

Le 19 juin, ces signes sthétoscopiques s'amoindrissent encore et la submatité a complétement disparu. On autorise le malade à se lever quelques heures dans l'après-midi.

Le 20, le 21, le 22, le 23 juin, les progrès ne cessent de s'accentuer, le malade recouvre son appétit et sa vigueur; il demande son exeat et il sort de l'hôpital le 24 juin, complétement guéri.

Cette observation présente un grand intérêt à plusieurs points de vue. D'abord, le fait d'une huitième récidive n'est pas chose commune, bien que les auteurs en aient signalé des exemples ; et à ce propos nous ne saurions mieux faire que de reproduire certaines considérations formulées par Leudet de Rouen, dans l'*Union Médicale* de 1860.

Voici ce que dit Leudet des récidives de la pneumonie : « Depuis vingt ans un certain nombre d'individus ont été traités plusieurs fois dans ma division hospitalière de l'Hôtel-Dieu, pour des pneumonies. Certains malades, ont été admis jus qu'à dix fois dans nos salles, pour une inflammation du poumon. » Et en manière de conclusion, le professeur de clinique de Rouen énonce les propositions suivantes : « Les récidives de pneumonie, se manifestent de préférence chez l'homme dans l'âge adulte, à des intervalles de trois à cinq ans. Ces récidives se manifestent de préférence sur le même poumon, et surtout, sur le poumon droit, tantôt sur une partie, tantôt sur l'autre ; il est rare que toutes les récidives frappent le poumon gauche. D'après mes observations, les récidives de pneumonie ne sont pas très graves et leur intensité varie plus suivant les sujets que suivant la maladie. La durée des récidives est en général moindre que celle des pneumonies primitives. »

Nous ferons remarquer d'abord que les malades récidivistes dont parle Leudet ont eu des affections que cet auteur ne qualifie pas de pneumonies franches, mais d'inflammations du poumon. Ceci déjà nous semble avoir une assez grande importance, car il est très-possible que ces soi disant pneumonies, n'aient pas toutes affecté le processus inflammatoire vrai de la pneumonie fibrineuse; et que beaucoup d'entre elles, au contraire, n'aient présenté que les attributs d'un processus fluxionnaire transitoire; en d'autres termes ceux d'une *fluxion* de poitrine bénigne. Une pareille interprétation nous semble pleinement justifiée, si l'on considère que les récidives dont parle Leudet « *ne sont pas très-graves, et que la durée des récidives est en général moindre que celle des pneumonies primitives.* » — Grisolle exprime une opinion complétement opposée : Il affirme catégoriquement que les récidives sont d'autant plus redoutables que la maladie se répète plus fréquemment. Aussi peut-on considérer que les pneumonies récidivées dont parle Grisolle sont bien effectivement des pneumonies franches, tandis que celles dont parle Leudet, ne sont que des congestions *pulmonaires* aiguës.

La maladie que nous avons observé dans le service de M. Millard paraît également confirmer ce que nous avançons ; et nous croyons qu'une huitième pneumonie, survenue chez un homme excessivement alcoolique, n'aurait pas guéri si soudainement, s'il se fût agi du processus pneumonique vulgaire. Et puis, cette maladie a duré si peu de temps, elle s'est accusée par des signes sthétoscopiques si légers, que toute hésitation nous paraît impossible. Une seule chose aurait pu faire croire que cet homme commençait une pneumonie fibrineuse : l intensité des accidents cérébraux, du délire. Cependant le délire n'a rien en soi de caractérisque ; il a éclaté dans ce cas avec une violence exceptionnelle parce que cette homme était plus apte qu'un autre à délirer. Nous avions affaire à un sujet sans cesse menacé de troubles de ce genre, de par son intoxication alcoolique, et il a suffi d'un léger appel vers les voies respiratoires pour provoquer chez lui ce que M. le professeur Verneuil a désigné, à propos de cas analogues, sous le terme pittoresque de « réveil d'une diathèse ».

Le râle crépitant lui-même n'est pas, on le sait, un signe d'auscultation essentiellement propre à la pneumonie ; et ce qu'il eût fallu à notre malade pour nous permettre d'affirmer chez lui l'existence d'une pneumonie, c'était le souffle tubaire, signe sthétoscopique presque pathognomonique de la pneumonie vraie, et il n'en a jamais présenté trace.

Peut-être enfin pourrait-on arguer de l'absence du souffle tubaire qu'il s'agissait d'une pneumonie latente. Nous ne le croyons pas encore ; car, ainsi que nous l'avons dit au début de ce travail, après tant d'autres, du reste, ce qui caractérise par-dessus tout la pneumonie, c'est le cycle pneumonique. Or ce malade était guéri le sixième jour, absolument guéri en dépit de la persistance de quelques râles sous-crépitants de retour ; il pouvait se lever, il pouvait marcher, il avait de l'appétit, et c'est à juste titre qu'il réclamait son *exeat*. Nous ne voulons pas par là prétendre que le diagnostic fut facile ni même possible avant le jour où s'opéra cette défervescence imprévue. Bien loin de là, nous considérons qu'en pareil cas rien n'est plus malaisé que de se prononcer dans un sens ou dans l'autre ; vis-à-vis d'un malade de ce genre, toute affirmation serait téméraire et le devoir strict du médecin doit être de savoir attendre. Et ce que nous tenons encore à faire ressortir à l'aide de l'observation qui précède, c'est que cette maladie, éminemmment bénigne de sa nature, peut en de certaines circonstances revêtir un caractère de gravité capable de déconcerter tout pronostic.

Voici en effet une dernière observation propre à démontrer la réalité de ce que nous avançons.

Observation V.

Congestion pulmonaire alcoolique.

Pierre Véron, âgé de 32 ans, ferblantier. Entré le 11 mai 1878 à l'hôpital Beaujon, salle Beaujon, nº 10, service de M. Millart ; mort le jeudi 16 mai.

Cet homme, de grande taille et de puissante constitution, se présente à la consultation le samedi 11 mai 1878. Il a une physionomie abrutie, les yeux fatigués et hagards ; sa démarche est un peu titubante. Il parle avec une certaine lenteur ; le pouls est plein et rapide ; malgré l'absence de tout symptôme bien déterminé, on le reçoit sur sa mine.

A la visite du soir, ce qui frappe dès le premier abord, c'est la chaleur sèche et mordicante de la peau, la vivacité du pouls, la rougeur du visage, l'injection des sclérotiques. Un examen attentif des divers appareils ne fournit aucun renseignement sur l'existence possible d'une phlegmasie viscérale. D'ailleurs ce malade paraît très ennuyé des questions qu'on lui adresse ; il se cache sous sa couverture comme un enfant maussade ; voici pourtant les quelques renseignements qu'on peut tirer de lui : il travaille beaucoup, et boit de même. Il se fatigue souvent, se couche tard, et ne manque pas une occasion de se griser. Il boit de tout et en grande quantité, vin, eau-de-vie, absinthe, etc. Il l'avoue du reste sans difficulté, mais il ne peut pas donner une évaluation même approximative de ce qu'il absorbe chaque jour. Depuis longtemps il s'adonne à l'ivrognerie ; il est sujet à des cauchemars ; il voit en rève « les chats et les rats. »

Il y a quatre mois environ, il a eu une crise de délire violent. Dégoûté de la vie, sans savoir pourquoi, il se donna un coup de rasoir au travers de la gorge, et fut soigné durant trois semaines dans le service de M. Tillaux. La plaie se ferma parfaitement ; elle a laissé une cicatrice encore rosée, longue de six centimètres, transversale, et siégeant au niveau de l'articulation crico-thyroïdienne.

Voici à peu près quinze jours qu'il est malade. Il n'indique pas bien la façon dont sa maladie a débuté ; il aurait eu de la fièvre dès le commencement — mais pas de frissons, pas de vomissements, pas de diarrhée. — Depuis cinq ou six jours il a même un peu de constipation. Il a beaucoup souffert de la tête pendant les premiers jours (céphalalgie frontale, sus-orbitaire) ; à l'heure qu'il est il en souffre encore de temps en temps. — Il prétend que depuis plus d'une semaine il est resté seul dans sa chambre, couché, sans recevoir les soins de personne, ne mangeant qu'une petite quantité d'aliments que sa concierge lui apportait.

Dimanche 12 mai. — Décubitus dorsal; stupeur. T. 39°,3; langue parfaitement propre et humide. Pouls = 110 à 112. Pas de ballonnement du ventre; pas de diarrhée. Un peu de céphalalgie. — Rien d'anormal du côté des pupilles.

Auscultation du cœur : battements réguliers, très rapides; bruits éloignés, assourdis par quelques râles de bronchite, mais indistincts surtout à cause du nombre des pulsations.

Percussion thoracique — sonorité partout sauf une légère submatité en arrière à gauche et à la base. Encore n'est-ce là qu'un signe assez problématique.

Auscultation : Tout à fait normale à droite dans toute la hauteur. — A gauche, en avant et en arrière, on entend un peu de sibilance et de gros râles de bronchite localisés dans une partie très restreinte du lobe inférieur. — *Pas de souffle.*

Le malade urine sans difficulté; il se sert lui-même de son vase. Il n'a pas uriné de sang, il n'y a pas d'albumine dans ses urines; somme toute, rien ne fait supposer qu'il ait une affection de l'appareil urinaire.

Il n'a pas saigné du nez: il n'a pas eu de diarrhée ; il est malade au moins depuis huit jours, et il n'a pas de taches abdominales ; pas de gargouillement iliaque, pas de ballonnement. La température matinale est de 39°,3. Tout cela ne suffit pas à écarter déjà l'hypothèse d'une dothiénentérie ; mais on s'arrête peu à la possibilité de cette affection.

Quant à la phelgmasie du poumon, si elle existe, elle est encore bien vague et bien indéterminée : presque pas de signes stéthoscopiques; toux excessivement rare ; pas de dypsnée véritable (la respiration est seulement rapide) : et absence complète d'expectoration.

On s'en tient donc ce premier jour au diagnostic alcoolisme avec inflammation viscérale très probable mais encore impossible à localiser, et on prescrit un purgatif.

Soir T. 39°,6.

Lundi 13 *mai.* — T. ax. 39°,2. Le pouls reste toujours très élevé. Même état général ; même état local.

Les râles de la partie postérieure et inférieure du poumon gauche subsistent et il n'y a pas de souffle.

Pas de taches abdominales ; mais le ventre est un peu ballonné. La langue est toujours propre et humide.

La céphalalgie s'est dissipée, mais l'attention est attirée par un symptôme qui existait déjà hier, quoique beaucoup moins accentué : les doigts et les mains sont agités d'un petit tremblement continuel, sec, une sorte de grelottement. Les muscles de la face, les orbiculaires palpébraux, les muscles zygomatiques sont en état de contractions cloniques brèves, rapides ininterrompues. Mais à part cela, pas de phénomènes encéphaliques; et l'hypothèse de l'affection viscérale subsiste, concomitamment avec des acccidents de delirium tremens.

On prescrit un nouveau purgatif (eau de sedlitz, 2 verres).

Soir T. 39°, 8.

Mardi 14 *mai.* — T. 39°,2. — Même état. — Toutefois la maladie semble plutôt empirer. Le malade a plus de stupeur; il répond moins bien ; le ventre se ballonne de plus en plus. La langue reste imperturbablement humide et rose. La forme typhique des accidents paraît s'accuser davantage.

En outre l'élévation considérable de la température, et surtout la persistance de cette hyperthermie permettent d'exclure le delirium tremens pur et simple; et les râles du poumon gauche conservant leur localisation du premier jour, M. Millard malgré l'absence absolue de souffle, nous affirme *presque* l'existence d'une pneumonie gauche.

Potion de Todd.

Soir 39°,6.

Mercredi 15 *mai.* — T. 39°,3. — L'abattement

s'accentue. Le malade répond moins; il paraît absorbé. La respiration est rapide et courte.

Ce jour-là l'infirmier de la salle donne un renseignement qui pourrait influencer le diagnostic; il aurait vu un peu de sang dans les selles diarrhéiques de la veille.

Le ventre est ballonné; la langue est toujours parfaitement propre et humide.

Prescription : Lotions vinaigrées ;
Vésicatoire à gauche et en arrière ;
Pot. av. ext. q.q. 4 gr. Musc ;
Le soir ventouses sèches.

Soir T. 39°,6.

Jeudi 16 mai. — Le facies typhique est complet le malade ne répond plus du tout; il tire à peine la langue, qui est toujours tout à fait propre); toute la surface du corps est envahie par une transpiration profuse. Quand on lui parle, ses traits se contractent et il rit longuement, regardant à droite et à gauche avec une physionomie ahurie. D'ailleurs les soubresauts du visage et des membres ont pris une intensité et une persistance extraordinaire; les muscles zygomatiques, les orbiculaires tous les peauciers de la face sont agités de convulsions continuelles; c'est une véritable chorée des ailes du nez, des paupières et des commissures labiales. Quand aux membres, ils grelottent de même et à ce tremblement incessant s'ajoutent de temps en temps des mouvements de carphologie. Temp. 39°,3.

A 4 heures du soir, 39, 6. La langue toujours nette. Le ventre considérablement ballonné.

Le pouls est devenu presque incomptable, et l'auscultation du cœur ne permet d'entendre qu'une sorte de roulement obscur et lointain. — Stupeur; fixité du regard; râles de l'arrière-gorge, mort à 3 heures du matin.

Autopsie. — *Samedi 18 mai.*

Poumons. — Poumon droit, absolument sain : poumon gauche : à la base on voit de nombreuses taches ecchymotiques, irrégulières, éparses sans ordre sur la face diaphragmatique. Ce sont de petits épanchements sanguins de date récente.

La plèvre, ainsi que du côté opposé, est libre de toute adhérence à la paroi thoracique, à la paroi diaphragmatique ou à la paroi médiastine. Rien à la surface ne permet de supposer qu'il existe dans la profondeur de l'organe un foyer d'inflammation parenchymateuse. Quand on comprime entre les doigts une certaine masse de poumon, le tissu crépite absolument comme celui d'un poumon normal.

C'est en réalité un foyer d'inflammation ne dépassant pas le volume d'une orange, et offrant une coloration spéciale, intermédiaire à celle de la congestion simple et de l'hépatisation rouge. Ce foyer, bien que ses dimensions soient relativement très restreintes, n'a pas de limites parfaitement nettes; la différence de coloration n'est pas bien tranchée sur ses bords. Il est d'un rouge violacé épais, un peu brunâtre; un morceau de ce poumon projetté dans l'eau se maintient à la surface.

Absence complète de tubercules.

Cœur surchargé de graisse. Commencement de dégénérescence athéromateuse de l'aorte.

Le foie n'est pas gras.

Rien d'anormal dans l'encéphale.

Rien dans l'intestin qui pût expliquer une selle sanglante.

Il faut immédiatement mettre en relief, comme un élément de contraste très important, la durée de l'affection qui chez ce dernier malade a été beaucoup plus longue que chez le malade de l'observation précédente. En effet, si en présence d'une affection phlegmasique du poumon au sujet de laquelle le diagnostic est hésitant la persistance ou la prolongation des symptômes peut servir à en préciser la nature, il est incontestable que l'homme dont nous venons de rapporter l'histoire est resté assez longtemps malade pour avoir fait une pneumonie; mais, sans connaître le résultat de l'autopsie, nous pensons qu'on aurait pu conserver des doutes et, tout au plus était-il permis de dire qu'il s'agissait d'une pneumonie latente. En effet, cet homme n'a donné aucuns renseignements positifs sur l'époque à laquelle la maladie s'était déclarée. En outre, il n'a eu ni point de côté, ni expectoration, à peine de dyspnée et de toux ; et c'est seulemet quinze jours après le moment où il s'est alité qu'on a supposé l'existence d'une pneumonie dans laquelle les signes physiques étaient pour ainsi dire nuls. A tous ces points de vue il présentait donc aussi exactement que possible les caractères que Grisolle a décrits comme étant ceux de la pneumonie latente.

« La pneumonie, dit cet auteur, pourra être latente si, dès son début, au lieu de déterminer les symptômes qui la caractérisent communément, elle s'accompagne de *phénomènes insolites, et si elle réveille de trop vives sympathies du côté d'un organe important. C'est ainsi que beaucoup de pneumonies passent inaperçues, parce qu'elles excitent dès le premier jour un délire violent ou bien un état comateux;* c'est ce qui arrive notamment dans le jeune âge. Chez d'autres, surtout s'il s'agit d'un adulte ou d'un vieillard, c'est une prostration, une résolution des forces, un état général tel qu'on le voit dans les fièvres graves, qui fait croire aisément à une pyrexie. Cette erreur est fort commune.

Chez notre malade, l'autopsie a démontré que

la lésion pulmonaire n'était pas celle de la pneumonie vulgaire. Cette lésion était très circonscrite, très profonde, et ne ressemblait pas à l'hépatisation ; elle se bornait à une congestion limitée du parenchyme pulmonaire. Mais il n'est peut-être pas sans intérêt de revenir précisément, au sujet de cette forme de la lésion, sur ce qu'ont dit les auteurs relativement à la pneumonie latente : « La pneumonie, dit encore Grisolle, est latente, soit parce qu'elle occupe un trop petit espace, soit que, située à une grande profondeur et au centre du poumon, elle se trouve enveloppée de toutes parts par une portion du poumon complètement intacte. » Cette phrase peut s'appliquer dans toute sa rigueur à l'observation qui précède. D'autre part, Grisolle mentionne le fait que les pneumonies alcooliques sont *petites et profondes*. Stokes assigne pour siège ordinaire à la pneumonie alcoolique la partie inférieure du poumon gauche, et Laborderie-Boulou, dans une thèse bien connue, fait cette remarque que la pneumonie alcoolique est une pneumonie latente et qu'elle affecte la forme typhoïde.

Il y a dans tous ces faits une grande analogie avec ce que nous avons constaté chez le malade de notre observation nº 5, et la conclusion que nous serions tenté d'en tirer est que ces pneumonies circonscrites au centre du parenchyme pulmonaire, la plupart du temps dans un petit espace, n'étaient autre chose que des congestions aiguës du poumon. Peut-être pourrions-nous encore nous appuyer sur ce que dit M. Lancereaux de cette variété de phlegmasies pulmonaires. Dans l'article *alcoolisme* du DICTIONNAIRE ENCYCLOPÉDIQUE, cet auteur décrit la pneumonie centrale des ivrognes comme une affection caractérisée par une lésion d'une forme un peu spéciale, comme une sorte de carnification.

Quoi qu'il en soit, il est impossible de ne pas reconnaître que la maladie à laquelle a succombé notre dernier malade était une simple congestion pulmonaire et non pas une pneumonie. Sous l'influence de ce processus, en toute autre circonstance bénin, s'est déclaré un état typhoïde accompagné de délire qui l'a emporté dans l'espace de huit à dix jours, et cette congestion n'a été, somme toute, que l'agent provocateur des accidents mortels.

Nous ne croyons pas devoir formuler d'autre conclusion que la suivante :

La pneumonie alcoolique est sans doute, ainsi qu'on l'a dit assez fréquemment, localisée au sommet du poumon ; mais elle est aussi quelquefois limitée à une portion restreinte du centre du poumon.

De cela font foi les observations de Grisolle, de Stokes, de Labarderie-Boulou et de M. Lancereaux ; cependant il y a lieu de se demander si cette dernière forme n'est pas le plus souvent constituée par cette variété de *fluxion* de poitrine que l'on désigne actuellement sous le nom de congestion pulmonaire aiguë : et si la congestion pulmonaire aiguë est une maladie bénigne dans l'immense majorité des cas, elle peut, chez les alcooliques, se compliquer comme la pneumonie *franche* du sommet, d'accidents comateux ou délirants qui en aggravent considérablement le pronostic.

Paris. — Impr. F. Pichon. — A. Cotillon & Cie, 37, rue des Feuillantines, & 24, rue Soufflot.

www.ingramcontent.com/pod-product-compliance
Lightning Source LLC
LaVergne TN
LVHW050502160826
845677LV00003B/893

* 9 7 8 2 3 2 9 6 6 2 6 7 1 *